CONTRIBUTION A L'ÉTUDE

DES

LÉSIONS DE L'INTESTIN

A LA SUITE

DE CONTUSIONS ABDOMINALES

PAR

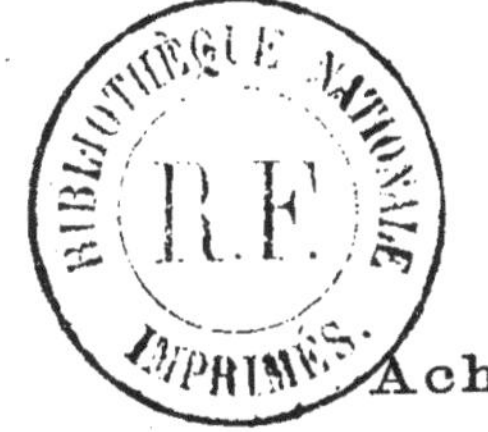

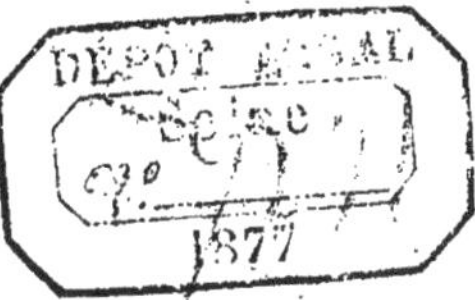

Achille MONNIER,

Docteur en médecine de la Faculté de Paris.

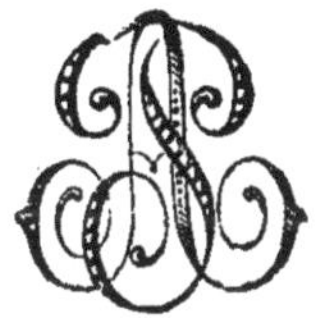

PARIS

A. PARENT, IMPRIMEUR DE LA FACULTÉ DE MÉDECINE,
29-31, RUE MONSIEUR-LE-PRINCE, 29-31

1877

A MES PARENTS

Hommage de reconnaissance.

A MES MAITRES

A MES AMIS

CONTRIBUTION A L'ÉTUDE

DES

LÉSIONS DE L'INTESTIN

A LA

SUITE DE CONTUSIONS ABDOMINALES

INTRODUCTION.

L'action des corps contondants sur l'abdomen a des effets très-variés et des conséquences plus ou moins graves.

Tantôt en effet les parois seules sont atteintes; plus rarement le péritoine seul est lésé; beaucoup plus fréquemment les viscères contenus dans la cavité abdominale sont déchirés.

Dans le cours de nos études nous avons assisté assez souvent à des autopsies de blessés qui, à la suite de contusions graves de l'abdomen, présentaient des déchirures de l'intestin.

Il nous a semblé utile de réunir toutes les observations de déchirure de l'intestin que nous avons pu trouver dans les auteurs, afin d'attirer l'attention sur le mode de production de ces lésions, sur leur terminaison et leur pronostic.

Nous laisserons de côté les déchirures des viscères tels que le foie, la rate et les reins; l'étude de ces déchirures ayant été faite dans les traités spéciaux. Nous essaierons surtout d'établir le diagnostic différentiel des lésions si multiples qui peuvent succéder à la contusion de l'abdomen. Nos observations ont été prises dans les services de MM. les docteurs Gosselin et Tillaux, qui ont bien voulu nous permettre leur publication.

CHAPITRE PREMIER.

ÉTIOLOGIE.

Les agents extérieurs peuvent agir de plusieurs façons sur l'abdomen.

D'après Velpeau, ils agissent par fouettement ou flagellation, par choc direct, par pression, par choc indirect ou contre-coup.

Il est rare que les déchirures de l'intestin succèdent à des fouettements. Bien que nous ne possédions pas d'observations sur ce sujet, le fait nous semble possible, car M. le professeur Broca a publié le cas d'un lévrier qui, à la suite d'un violent coup de fouet dans l'abdomen, eut le foie déchiré et le péritoine enflammé.

Dans nos observations nous voyons que le plus souvent les déchirures de l'intestin ont succédé à des chocs directs sur la paroi abdominale ; les chocs les plus fréquents sont ceux par timon de voiture, coup de pied. Dans un des cas que nous avons observés dans le service de M. Tillaux (obs. XVIII) la lésion de l'intestin était survenue à la suite d'une chute sur un piquet en fer.

Assez souvent les lésions intestinales ont pour cause le passage sur l'abdomen d'un véhicule plus ou moins chargé.

Les parties de l'abdomen les moins défendues et celles

(1) Broca. Bull. Soc. anat., 1853, p. 15.

par conséquent qui exposent le plus aux lésions intestinales à la suite de contusions abdominales sont les parties
antérieure et latérale.

L'état de relâchement ou de contraction des parois abdominales influera sur la gravité de la contusion. Dans l'état
de relâchement, les viscères abdominaux sont plus exposés
à être contus ou déchirés.

La position des viscères joue un rôle important dans le
degré et la fréquence des lésions. L'intestin est assez rarement atteint à la suite de contusions, — beaucoup plus
rarement que le foie par exemple. De l'examen de nos
observations il ressort que ce sont les parties d'intestin qui
sont retenues avec quelque fixité dans l'abdomen qui sont le
plus souvent atteintes. Des parties très-mobiles de l'intestin
peuvent cependant être lésées. Nous citons plus loin des
observations de déchirure du côlon, du jéjunum.

Dans l'observation inédite XVIII, une double perforation existait au niveau du duodénum. Ce siége des lésions
intestinales est assez rare.

La nature du plan résistant sur lequel l'intestin, pressé
par un corps vulnérant, vient se contondre et se déchirer
est importante à considérer. Dans notre observation XVIII,
nous voyons le duodénum, pressé par un pieu en un point
limité contre une paroi résistante osseuse, la paroi postérieure de l'abdomen, perdre sa forme cylindrique, s'aplatir,
et une double déchirure s'établir, l'une à la paroi antérieure
de l'intestin, c'est-à-dire à la paroi répondant au côté de la
face interne de la paroi abdominale antérieure, l'autre à la
paroi postérieure. Il est probable que si la contusion ne se
fût pas exercée directement d'avant en arrière, si elle se fût
exercée latéralement, le point d'appui résistant manquant
de ce côté, les désordres abdominaux auraient été beaucoup
moins sérieux. D'après ces quelques considérations, noi

croyons pouvoir établir que les contusions de l'abdomen qui exposeront le plus aux lésions intestinales seront celles qui agiront sur la paroi abdominale antérieure, c'est-à-dire celles qui ont pour résultat de presser l'intestin contre une paroi rigide et résistante.

En résumé nous croyons qu'il faut, dans le mode de production des lésions intestinales, faire jouer un grand rôle au degré de fixité plus ou moins grand des viscères dans la cavité abdominale, à leur état de réplétion ou de distension, à l'épaisseur ou à la résistance plus ou moins forte de l'organe, enfin à la nature du plan résistant sur lequel vient s'appliquer le viscère.

CHAPITRE II.

PATHOGÉNIE.

Quelles sont à la suite de contusions de l'abdomen les lésions que l'on peut observer du côté de l'intestin? De même que dans les autres viscères nous devons étudier depuis le degré le plus simple de la contusion, l'ecchymose et l'épanchement sanguin avec leurs conséquences, jusqu'aux lésions les plus graves, la déchirure complète ou incomplète du tube intestinal.

I. Les contusions du tube digestif ont été signalées depuis longtemps.

M. Jobert rapporte l'observation d'un homme dont les intestins présentaient un nombre assez considérable d'ecchymoses. Velpeau cite d'après Plater, Morgagni, Ravaton des observations de contusions de l'intestin grêle.

(1) Velpeau. Thèse de concours, 1832

Nous avons recueilli un certain nombre d'observations de contusions simples de l'intestin que nous rapportons un peu plus loin.

Nous pensons devoir passer sous silence les observations terminées par guérison et présentées comme des exemples de contusions intestinales ayant amené de la péritonite ; nous dirons à notre article Diagnostic combien il est difficile de savoir si la péritonite a succédé à la contusion du péritoine seul, ou à la contusion de l'intestin. Nous croyons cependant que dans le plus grand nombre de ces faits la contusion de l'intestin existe, mais, la preuve fournie par l'autopsie manquant, on ne peut affirmer l'existence de cette lésion.

La contusion de l'intestin est rarement grave au moment où elle se produit ; la gravité dépend des modifications plus ou moins sérieuses qui se passent au niveau de l'ecchymose ou de l'épanchement sanguin. Ce n'est généralement qu'au bout de quelques jours que survient l'élimination de l'eschare et ses redoutables conséquences.

L'observation suivante est un remarquable exemple des complications que peut amener la chute d'une eschare.

Obs. I. — Perforation intestinale à la suite de la chute d'une eschare causée par une contusion. (*Gazette des Hôpitaux*, 2ᵉ série, tome III, page 248 1841.)

Dans une leçon faite à l'Hôtel-Dieu, M. Blandin rapporte le cas d'un homme qui avait reçu un coup de pied de cheval dans le flanc gauche, et dont il paraissait bien guéri au bout de douze jours. Alors il fut pris tout à coup, au milieu de la journée, de nausées, de vomissements, et bientôt des symptômes de péritonite les plus formidables. La mort fut très-prompte. L'autopsie fit découvrir une perforation de l'S romain, arrivée par suite de la chute d'une eschare que la contusion intestinale avait causée.

Dans les cas suivants il est probable que la déchirure

intestinale trouvée à l'autopsie a succédé à la chute d'une eschare.

a. Un enfant de 14 ans 1/2 est renversé par une voiture dont une roue lui passe sur l'abdomen. Après quelques accidents graves, il est considéré comme convalescent dès le onzième jour. Depuis, son état paraît excellent ; mais, le quarante-septième jour, il fait un excès de table et meurt en quelques heures. A l'autopsie, on trouve une longue étendue d'intestin grêle, d'une couleur foncée, formant avec la paroi et l'épiploon une masse adhérente qui, par sa position, répondait à l'endroit où la roue de voiture avait passé sur l'abdomen. La cavité péritonéale renfermait environ une pinte d'une sérosité foncée.

b. Le deuxième cas est celui d'un homme de 30 ans qui reçut un coup de pied dans l'abdomen. Le dixième jour, il reprit son service de constable. Il s'en fit exempter le cinquante-deuxième et le soixante-douzième jour ; mais, le soixante-dix-septième, il entra à l'hôpital pour y mourir sept jours après. A l'autopsie, on trouva une perforation intestinale et, dans son voisinage, quelques taches gangréneuses à la surface muqueuse de l'intestin.

Un homme reçoit à toute volée un coup de pied de cheval à la région hypogastrique. Péritonite violente. Mort. A l'autopsie, on constate un épanchement de pus dans la cavité péritonéale. Le jéjunum était déchiré dans la moitié de sa circonférence. L'auteur pense que la rupture intestinale n'a pas été produite par le traumatisme lui-même, mais par la chute d'une eschare déterminée par la contusion et l'inflammation consécutive à ce traumatisme. Il a observé un cas analogue à la clinique de Strasbourg.

Obs. IV. — Contusion de l'abdomen, péritonite, perforation du cæcum. Mort par hémorrhagie, observation recueillie par M. Maurice Laugier, interne à l'Hôtel-Dieu. (*Gazette des Hôpitaux*, 1867, p. 62).

Le 16 octobre 1866, M..., âgé de 35 ans, tombe sous sa voiture, et une des roues lui passe sur le ventre. Quatre heures après, douleur abdominale violente.

Le 17, il est porté à l'hôpital, dans le service de M. Laugier. Vomissements abondants, face grippée. Ventre ballonné, douloureux. P. 130.

Les jours suivants, il se manifeste tous les symptômes de la péritonite, et, de plus, le malade offre du délire nocturne et un érysipèle qui a pris naissance autour des piqûres de sangsues que l'on a appliquées à la région iliaque droite et qui s'est étendu à la région lombaire.

Le 23, diarrhée.

Le 25, le délire disparaît en même temps que l'érysipèle pâlit. P. 95.

Du 28 au 31. — Les symptômes de péritonite disparaissent, mais la diarrhée devient forte et persistante. Douleur vive dans la région inguinale droite.

Les jours suivants : teinte ictérique assez prononcée, ventre souple, indolore, excepté dans la région ilio-inguinale droite qui est douloureuse, empâtée. État général cependant meilleur. Alimentation légère ; la diarrhée s'arrête.

Le 7 novembre, diarrhée violente, qui continue pendant trois jours.

Le 9. — Le malade rend par l'anus deux ou trois gros caillots sanguins et du sang liquide en petite quantité.

Le 13. — Nouvelle diarrhée, faiblesse, moiteur, pouls fréquent. Empâtement douloureux de la région ilio-inguinale de plus en plus prononcé. M. Laugier diagnostique une perforation du cæcum, résultat de la contusion, et un abcès stercoral consécutif.

Le 21. — Incision de l'abcès ; il en sort un mélange de pus, de matières stercorales et de gaz.

Le malade s'affaiblit de plus en plus les jours suivants et meurt le 28, après l'écoulement d'une certaine quantité de sang et de pus par l'incision.

Autopsie. — Dans le flanc droit, on remarque des traces d'inflammation péritonéale et une coloration gris brunâtre très-marquée. Les anses antérieures de l'intestin sont dans quelques parties d'un rouge sombre. — Pas d'épanchement, ni fausses membranes, ni adhérences. Le cæcum et le côlon ascendant sont mortifiés et rompus dans leur partie postérieure et communiquent avec un vaste abcès stercoral qui s'étend du foie à la région inguinale où a été faite l'incision.

Dans sa clinique du 15 novembre 1866, M. Laugier dit qu'il ne croyait pas que la rupture de l'intestin fût primitive. Il ajouta même que, d'après l'apparition tardive de l'abcès, on pouvait affirmer que la contusion n'avait pas été assez forte pour produire d'emblée une eschare, car, dans ce cas, celle-ci se serait détachée bien plus tôt. Chez un cocher qu'il a pu observer et qui avait reçu un coup de pied de cheval, la perforation a été immédiate, et l'abcès s'est formé dans les huit premiers jours.

On voit qu'ici c'est la face postérieure du gros intestin, non revêtue de péritoine, qui a été surtout lésée ; elle s'est mortifiée, puis rompue, d'où abcès stercoral, hémorrhagie et mort du blessé, qui serait arrivée plus tôt, si l'épanchement se fût fait dans le péritoine.

II. Les déchirures primitives de l'intestin sont fréquentes. Nous avons recueilli un grand nombre de ces lésions sur l'intestin grêle signalées par Haller, par Fabrice de Hilden ; elles ont été étudiées dans ces derniers temps par Duponchel (1), par Tood (2), par Jobert (3), par Hart (4). — Voici nos principales observations.

Obs. V. — Leçons orales de Dupuytren, recueillies par MM. Paillard et Marx. (T. VI, p. 422, 423.)

Un charretier, âgé de 45 ans, a le ventre comprimé par le passage d'une roue de voiture. Transporté à l'Hôtel-Dieu, il y meurt ; à l'autopsie, on trouve dans la cavité abdominale un épanchement de matières fécales, liquides, et à la partie inférieure de l'intestin grêle une tache gangréneuse, au milieu de laquelle on trouve une ouverture du diamètre d'une grosse plume.

Obs. VI.

Un palefrenier reçoit un coup de pied de cheval à l'hypogastre ; il meurt de péritonite sur-aiguë vingt-quatre heures après l'accident. A l'autopsie,

(1) Duponchel. Journal de Sédillot, t. LXXVII, p. 23.
(2) Tood. Dub. med Reports, t. I.
(3) Jobert. T. I, p. 53.
(4) Hart. Ibid., t. V, p. 295

la cavité péritonéale est remplie d'une grande quantité de matières fécales, liquides, et à la fin de l'iléon, à un pied du cæcum, une crevasse dont la largeur diffère suivant les trois|membranes ; celle du péritoine ayant environ un pouce, celle de la musculaire était de moitié plus petite, et enfin celle de la muqueuse était encore plus étroite. Tous les autres viscères étaient sains.

Obs. VII. — |Rupture traumatique de l'intestin côlon, par M. Samuel
Cooper. (Gazette des Hôpitaux, 2º série, t. I, p. 530, 1839.)

Un homme de 40 ans tombe d'une échelle et reçoit un choc à l'épigastre, Une douleur intense se manifeste, suivie de syncope, puis de vomissements. — Transporté à l'hôpital, il présente une adynamie complète. Ventre ballonné et douloureux, vomissements de matières noirâtres. Affaissement. Mort le troisième jour.

Autopsie. — Restes d'une péritonite intense et rupture du côlon à trois pieds du cæcum. Épanchemeut de matières intestinales.

Obs. VIII. — Rupture traumatique du petit intestin, par M. Houston. (Gazette des Hôpitaux, 2º série, t. I, p. 483 ; 1839).

Une femme de 30 ans est ensevelie sous les ruines de sa maisonnette et retirée presque immédiatement. Affaissement général, membres froids. Pouls imperceptible. Douleur à la hanche gauche. Aucune lésion abdominale extérieure. Le soir et le lendemain la péritonite fait des progrès ; toutefois, il n'y a pas de douleur spontanée dans l'abdomen, qui est peu sensible à la pression. Mort vingt-six heures après l'accident, après quelques mouvements convulsifs.

Autopsie. — Iléon rompu en deux endroits très-rapprochés. Épanchement de matières intestinales. Péritoine Injecté ; intestins adhérents par de la lymphe plastique molle, surtout dans les points correspondants à la lésion et à l'épanchement.

Dans ces deux observations nous devons remarquer la rapidité avec laquelle se développent les symptômes généraux.

Obs. IX. — Rupture traumatique de l'intestin, par M. Hargrave. Hôpitaux de Dublin. (Gazette des Hôpitaux, 2ᵉ série, t. III, p. 217; 1841).

Un jeune pêcheur de 18 ans est frappé par une vergue et accollé par elle. Douleur immédiate et chute du blessé. Transporté à l'hôpital, il y arrive avec tous les signes d'une péritonite aiguë. Mort trente-six heures après l'accident.

Autopsie.— On constate la présence d'une certaine quantité de gaz dans l'abdomen, et un épanchement considérable de sérum sanguinolent et de sang en partie liquide et en partie coagulé. Rupture de la portion sigmoïde du côlon. Dans l'intestin, au-dessus et au-dessous de la solution de continuité, se trouvaient des matières fécales, dures. Les lèvres de la perforation étaient extroversées. Pour M. Hargrave, c'est là un bon caractère des ruptures immédiates.

L'extroversion des lèvres de la perforation intestinale est signalée plus loin dans l'observation XII publiée par M. Duguet.

Obs. X. — Ruptures de l'iléon. Mort en dix-neuf heures. (Mémoires de médecine, de chirurgie et de pharmacie militaires, 1861, t. VI, 2ᵒ série. Mémoire de Mouillé.)

Un chasseur à cheval, étant ivre, reçut, vers trois heures du soir, un coup de pied de cheval un peu au-dessous de l'ombilic. Immédiatement, douleur vive s'irradiant rapidement dans toute l'étendue de l'abdomen, exagérée par les moindres mouvements et la pression la plus légère. — Nausées, frissons le long de la colonne vertébrale.

Examiné quelques minutes après l'accident, le malade présente : facies exprimant une vive souffrance, décubitus dorsal, jambes fléchies et rapprochées du tronc ; langue presque froide et sèche, voix un peu voilée ; pouls petit, misérable, excessivement fréquent ; extrémités froides et un peu cyanosées ; peau couverte d'une sueur visqueuse ; vomissements de matières verdâtres, suivis et précédés de hoquets ; respiration rapide et purement costale, surtout dans les inspirations ; ventre ballonné, douleur exaspérée par le mouvement et la pression ; l'exploration est à peine possible. Parois abdominales saines. Intelligence nette.

Les symptômes s'aggravent encore pendant la nuit. Le lendemain, à huit heures, intelligence nette, voix très-faible, à peine perceptible, sentiment de froid très-grand, cyanose des extrémités ; face hippocratique, amaigrissement extraordinaire, hoquet presque continu , respiration pénible et très-rapide, vomissements incessants, constipation, soif impérieuse, douleur abdominale légèrement calmée. Mort à onze heures du matin, dix-neuf heures après l'accident.

Autopsie. — Épanchement considérable dans les flancs et le petit bassin de matières fécales, liquides, mélangées à une sécrétion blanchâtre purulente, et contenant des flocons fibrineux. Le péritoine, dans toute son étendue, a un aspect rougeâtre, et même rouge vif dans certains endroits ; dans d'autres, se trouvent des fausses membranes se détachant très-facilelement. Au niveau du point de l'abdomen frappé, l'iléon présente sur une longueur de cinq centimètres deux ouvertures de un centimètre environ et semblant taillées à l'emporte-pièce ? il n'y a pas eu d'hémorrhagie. Les autres organes sont sains.

Obs. XI. — Ruptures de l'iléon. Mort en vingt heures. (Mouillé).

Le brigadier Puthod, Jean, du 9e régiment de chasseurs à cheval, âgé de 46 ans, ayant une constitution un peu délabrée par un long service, par son séjour en Afrique et par ses habitudes alcooliques, reçoit un coup de pied de cheval dans la région iliaque droite. Le blessé était ivre ; il ne ressent d'abord aucune douleur ; mais celle-ci apparaît après quelques minutes et, d'abord légère, devient bientôt assez forte pour le forcer à s'appuyer contre un mur dans un état semi-syncopal.

Il est transporté à l'infirmerie, où l'on constate des symptômes presque identiques à ceux indiqués dans l'observation précédente ; la douleur abdominale est poussée à un très-haut degré.

Le malade est envoyé à l'hôpital ; les vomissements se manifestent pendant le trajet, le ballonnement du ventre augmente.

La nuit est très mauvaise. Le volume du ventre augmente toujours ; matité à la percussion. Les vomissements de matières verdâtres deviennent incessants ; il n'y a pas de selles ; envies très-grandes d'uriner ; le cathétérisme pratiqué ne donne issue qu'à quelques gouttes d'une urine rouge et épaisse. La peau est toujours froide, surtout aux extrémités. Le visage indiqué la plus grande anxiété, intelligence intacte. Pouls à peine sensible ; mort à 11 heures matin, 20 heures après le coup.

Autopsie. — Parois abdominales saines. Dans le petit bassin et principalement dans le flancdroit une quantité d'environ un demi-litre de matières fécales, liquides, légèrement jaunâtres. Rougeur du péritoine surtout marquée dans la fosse iliaque droite. La partie inférieure de l'iléon présente, à 8 centimètres environ de la valvule iléo-cæcale, dans une étendue de 6 centimètres, trois perforations du diamètre de une ligne à un centimètre. Rien de particulier dans les autres organes.

Obs. XII. — Coup de pied de cheval; fractures de côtes et du radius. Mort en vingt-trois heures par ruptures intestinales multiples et péritonite consécutive. Observation par M. Duguet, interne des hôpitaux. (Bulletin de la Société anatomique; juin 1863, p. 313).

Letouzet, homme vigoureux, âgé de trente huit ans, est entré au nº 48 de la salle Saint-Augustin, dans le service de M. le Dr Guérin, à l'hôpital Saint-Louis, après avoir reçu dans le flanc un coup de pied de cheval. Il raconte qu'en travaillant le jour même, 20 juin, à l'établissement des vidanges de la Villette, il a été frappé par un cheval qui se trouvait près de lui et renversé. Il était alors trois heures : on l'a relevé et il est venu lui-même à pied à l'hôpital Saint-Louis, où il est arrivé à quatre heures. Quoique paraissant un peu abattu et fatigué, il donne parfaitement au bureau et dans la salle tous les renseignements qu'on lui demande. Puis il se plaint de douleurs vives et éprouve le besoin de s'asseoir; après qu'on l'a mis au lit, il montre l'endroit où il a été frappé. On trouve en effet, au niveau de l'hypochondre gauche, une ecchymose récente et ayant entièrement la forme d'un fer à cheval, à concavité tournée en haut. Vers le sommet de la courbure, la crépitation des côtes est manifeste. D'ailleurs la violence de la douleur à ce niveau empêche de pousser très-loin cette exploration. Le ventre est un peu tendu, sans être ballonné, un peu douloureux; on ne trouve rien dans les aines. La respiration n'est pas sensiblement gênée. Le pouls est lent et petit, la peau est un peu froide sur tout le corps, le visage abattu, les yeux bleuâtres à leur pourtour; il n'y a pas de selles; pas de vomissements, mais des nausées fréquentes. L'avant-bras offre tous les signes d'une fracture de l'extrémité inférieure du radius.

Le soir, les envies de vomir continuent. La peau reste froide et le malade devient tellement agité qu'il ne peut tenir en place. Enfin surviennent de violentes douleurs de ventre et des vomissements verdâtres, bilieux. Le ventre est plus tendu, la soif fréquente. Le lendemain de son entrée, de six à huit heures du matin, le 21 juin, le malade se lève lui-même trois fois pour aller à la garde robe au bout de la salle et l'on ignore de quelle nature sont les excrétions; il se remet au lit après avoir mouillé toute sa chemise qu'il s'applique sur le ventre dans l'intention de calmer ses douleurs. Les vomissement qui se sont reproduits toute la nuit continuent le matin. A la visite, M. Guérin essaie de réduire la fracture du radius; mais la réduction, plusieurs fois opérée, ne peut se maintenir. Il semble que les deux fragments, mis bout à bout, basculent l'un sur l'autre.t Depuis hier soir on donne la glace par petits morceaux; ce moyen es encore tenté ce matin. Mais vers deux heures du soir, les douleurs augmentent beaucoup : le ventre se ballonne légèrement, la voix n'est pas cassée, et la connaissance reste entière. La mort a lieu d'une façon presque subite, vingt-trois heures après l'accident.

Autopsie. — L'autopsie est faite le 22 juin. L'ouverture du ventre laisse échapper près d'un litre de liquide séro-sanguin ; les anses intestinales ne sont point collées intimement entre elles. En soulevant les premières anses du jéjunum, on découvre, au milieu de petits caillots sanguins, plusieurs épanchements de matières fécales, d'ailleurs peu considérables. Après avoir soulevé les anses intestinales du côté gauche de l'abdomen, on a sous les yeux un délabrement très-étendu du mésentère et de l'intestin. La moitié gauche du mésentère est couverte de déchirures. En avant, on en trouve trois, au fond desquelles le tissu cellulaire intra-séreux apparaît gorgé de sang et gonflé. Toutes trois sont dirigées verticalement, séparées l'une de l'autre par un pont séreux de 1 à 2 centimètres de large. Leur forme ovalaire et leur étendue varient de 1 à 3 centimètres en largeur, et de 3 à 6 en longueur. La face postérieure n'en présente qu'une seule, déchiquetée, triangulaire, à base inférieure, longue de 6 cent., large de cinq à sa base. Le reste du mésentère est contus par place, ecchymosé et recouvert de légères plaques pseudo-membraneuses. Les bords de ces déchirures sont eux-mêmes contus et couverts d'une fausse membrane peu large, sous forme de liseré. L'épaisseur du mésentère est considérablement accrue, à cause même de l'épanchement d'une assez grande quantité de sang entre les feuillets séreux. Au niveau des vaisseaux mésentériques supérieurs, elle est de quatre centimètres. L'intestin grêle, suivi à partir du duodénum, n'offre guère que de légères ecchymoses avec quelques fausses membranes, jusqu'à une distance de soixante centimètres environ. On voit une première déchirure, longue de cinq centimètres, large de quatre, comprenant les deux tiers au moins de la portion libre de l'intestin. A huit centimètres plus loin, on voit une seconde ouverture arrondie de quatre ou cinq millimètres de diamètre, se trouvant au milieu d'une déchirure irrégulière, allongée et verticale, des couches séreuse et musculaire, à la face postérieure de l'organe. A un centimètre plus bas, on rencontre une déchirure du péritoine intestinal et la contusion des tissus sous-jacents. Une autre

Monnier.   2 ouverture circulaire, de 2 centimètres sur 3 de diamètre, se voit à 6 centimètres au-dessous, avec des déchirures multiples de la séreuse. Une de ces déchirures irrégulières a de 3 à 4 centimètres d'étendue: on y trouve à nu la fibreuse qui n'est point perforée ; enfin, 10 centimètres plus loin, l'intestin est encore déchiré sur une longueur de 10 centimètres et dans presque tout le calibre de l'intestin, il ne reste plus là qu'un faible pont, qui le retient au mésentère. Au-dessous de cette déchirure se trouvent des contusions multiples et des fausses membranes.

Toutes ces déchirures ont le même caractère ; leurs bords sont déchiquetés, et la muqueuse est renversée dans une grande étendue, avec les valvules conniventes qui donnent à ces bords l'aspect d'un bourrelet assez régulier et comme frangé. En faisant rentrer cette muqueuse à sa place, on découvre les bords rétractés, avec un léger liseré pseudo-membraneux attaché à la séreuse ; au pourtour des ouvertures, l'ecchymose est générale. On ne trouve aucune lésion à l'estomac, ni au duodénum, ni dans tout le reste de l'intestin ; cependant la partie supérieure de l'S iliaque présente une contusion sans perforation de la partie supérieure de l'S iliaque. Le rein gauche est entouré d'une véritable atmosphère de sang infiltré ; le rein droit est normal, et il en est de même du foie, de la rate, du pancréas et de la colonne vertébrale.

Viennent ensuite les descriptions des fractures des côtes et du radius.

Ainsi que l'a fait remarquer M. Després, l'absence d'adhérences résistantes au moment de l'autopsie, ne prouve pas que les circonvolutions intestinales soient restées pendant la vie complètement isolées les unes des autres. Dans les cas de ce genre, il se dépose presque toujours à la surface des points lésés une matière fibrineuse, mollasse d'abord, et qui, trop peu solide pour donner lieu à des adhérences, ne cédant pas aux tractions lorsqu'on fait l'examen cadavérique, l'est assez pour accoler les anses intestinales les unes aux autres et pour empêcher, pendant un certain temps, la formation d'un abondant épanchement de matières fécales. C'est par une agglutination de cette nature qu'on peut comprendre, dans le fait actuel, comment les matières épanchées l'ont été en quantité aussi peu considérable.

L'observation suivante, fort intéressante, mérite de fixer l'attention.

Obs. XIII. — Bulletins de la Société anatomique, avril 1863, p. 179. — Contusion herniaire. Mort en vingt-cinq heures par rupture intestinale et péritonite suraiguë. Observation par M. Duguet, interne des hôpitaux.

Le nommé G..., âgé de 25 ans, jeune homme de vigoureuse constitution, conducteur d'omnibus, jouait vers les deux heures de l'après-midi, avec un de ses camarades, lorsqu'il reçut de lui un coup de poing qui fut donné dans l'aine droite, et fut porté sans grande violence et sans intention hostile. Le coup produisit une douleur vive, et en appliquant immédiatement la main à l'endroit frappé, il y trouva, non sans surprise, une petite tumeur. Il put néanmoins se promener encore pendant près de deux heures après cet accident ; enfin la souffrance et l'inquiétude augmentant, il fit appeler un médecin, et fut obligé de se mettre au lit où il ne tarda pas à être pris de nausées et de vomissements. Le médecin qui le vit dans la soirée, et de qui nous tenons ces détails, constata dans l'aine droite une douleur excessive et un gonflement léger qu'il attribua à la présence d'une tumeur herniaire. Cette tumeur fut facilement réduite par lui et rentra en produisant le bruit d'une entérocèle : un verre d'eau de Sedlitz fut prescrit pour le lendemain matin. La nuit se passa sans sommeil, le malade fut extrêment agité et vomit des matières non fécaloïdes.

Lorsque le médecin le revit le lendemain matin, il fut effrayé du changement survenu dans les symptômes généraux et locaux, craignit une rupture et le fit aussitôt transporter à l'hôpital Saint-Louis. Là, il fut impossible de méconnaître l'excessive gravité des symptômes observés. Le facies était plombé, les yeux caves, la respiration courte et pénible, la peau froide, le pouls presque imperceptible, le ventre tendu, ballonné, douloureux. Dans l'aine du côté droit, on trouvait une tuméfaction un peu douloureuse et non résistante avec un ganglion bien distinct. L'anneau inguinal externe, assez large, se laissant pénétrer par le doigt, renfermait cependant un contenu dont on ne pouvait déterminer la nature. Le malade, qui avait toute sa connaissance, affirmait n'avoir jamais eu de hernie, ni de tumeur quelconque dans cette région; il n'avait jamais porté de bandage. Le matin il avait pris trois vers d'eau de Sedlitz et les avait vomis. Depuis le moment où il avait reçu le coup, il n'avait point eu de selles.

En présence de ces accidents à marche si prompte, et dejà à ce moment arrivés à un degré d'intensité qui laissait peu d'espoir, il était difficile de ne pas rester dans l'incertitude. L'état du malade empirait d'instant en instant : l'agitation était excessive. M. Trélat fut immédiatement prévenu ; mais avant qu'il fût arrivé, le malade avait succombé.

Autopsie. — L'autopsie fut faite quatre-vingt-seize heures après la mort, et à l'ouverture du ventre on découvrit de suite tous les signes d'une péritonite généralisée. Des gaz d'odeur fétide s'échappèrent, et l'on aperçut l'épiploon adhérant de loin en loin à la paroi antérieure de l'abdomen, et contenant dans ses mailles de petits foyers de suppuration. Au-dessous de lui, les anses intestinales auxquelles il adhérait également sur quelques points n'étaient pas collées les unes aux autres et pouvaient se mouvoir isolément. On trouvait de tous les côtés des points de péritonite marqués par des traînées de matière caséeuse, verdâtre, reposant sur les parois rouges et dépolies, mais non ulcérées de l'intestin ; cette même altération se rencontrait au niveau du foie et jusque sur le diaphragme. La péritonite était plus intense dans les fosses iliaques que dans les autres régions de la cavité abdominale. A droite, l'intestin, rouge et couvert de fibrine, ne présentait aucune solution de continuité. Mais à gauche, on voyait un foyer rempli de matières vertes, noirâtres, fétides, et au centre une anse intestinale perforée qui laissait échapper cette matière. L'ouverture existait sur la face libre, à 65 centimètres environ du cæcum ; elle avait un diamètre d'environ 8 à 10 millimètres, une forme presque circulaire, des bords rouges et tuméfiés autour desquels existait une rougeur ecchymotique, enfin des parois recouvertes au dehors de plaques pseudo-membraneuses d'une épaisseur considérable. Les plaques de Peyer étaient restées saines, et on ne trouvait nulle part de lésions qui permissent de songer à une affection de nature typhoïde.

Dans la région de l'aine existait un sac herniaire, ayant le volume d'une petite noix, émergeant de l'anneau inguinal externe au-dessus et en dedans du cordon et d'un gros ganglion lymphatique. Ce sac était rempli de produits verdâtres et pseudo-membraneux. Il communiquait avec la cavité péritonéale par un collet très-large qui occupait la fosse inguinale moyenne, c'est-à-dire qu'il occupait le côté interne de l'artère épigastrique et le côté externe du cordon de l'artère ombilicale.

Ce malade était donc atteint d'une hernie depuis un temps qu'il est impossible de déterminer ; elle n'avait jamais été chez lui l'occasion de gêne ni de douleur, et il n'en soupçonnait pas l'existence, et par conséquent il n'avait jamais songé à la contenir. L'anse intestinale qui s'y trouvait au

moment où le coup fut donné a été, suivant toute proba-
bilité, pressée et en quelque sorte broyée contre le pubis.
La réduction fut facile; mais lorsque la portion d'intestin
herniée fut rentrée dans la fosse iliaque gauche, elle devint
le siége d'une perforation, et cette perforation fut la source
d'une péritonite dont les accidents marchèrent avec une
promptitude effrayante. Il est assez difficile de s'expliquer
comment une violence extérieure, agissant avec une énergie
médiocre, s'il faut s'en rapporter aux renseignements
recueillis, a pu donner lieu à cette lésion intestinale, et
devenir le point de départ des phénomènes qui se sont
terminés par un dénouement si promptement funeste. Un
pareil fait est heureusement rare, mais il n'est pas sans
précédent, et comme MM. Chassaignac et Després l'ont fait
remarquer à cette occasion, la science possède un certain
nombre d'observations dans lesquelles on voit, au milieu de
conditions analogues, la mort arriver d'une façon presque
foudroyante, sans qu'il y ait d'ailleurs d'épanchement dans
la séreuse abdominale. Les mémoires de l'Académie de
chirurgie contiennent plusieurs cas de ce genre et Pipelet
en a cité trois ou quatre pour sa part. Il faut noter cependant que, presque toujours au moins, les tumeurs étaient
volumineuses, et que leur existence avait été constatée par le
malade avant la circonstance qui était la cause détermi-
nante des accidents.

Obs. XIV. — Revue des sciences médicales, G. Hayem. t. II, 1873, p. 917.
— Cas de rupture du jéjunum, consécutive à une chute chez une jeune
fille de 11 ans, par E. Holland. (Brit. méd. journ. 21 juin 1873).

Cette enfant mourut vingt-quatre heures après sa chute, brusquement,
après avoir bu et vomissant ce qu'elle avait mangé. On trouve la cavité
abdominale remplie de matières liquides colorées par la bile, et le péritoine
injecté et recouvert de fausses membranes récentes. Le jéjunium avait
été rompu dans une moitié de sa circonférence et à 12 pouces du pylore.

A. Gouguenheim.

Oᴮˢ. XV. — Péritonite traumatique avec perforation de l'intestin. Mort trente-six heures après l'accident. (Thèse de Villemin, page 45. Paris, 1877).

Le soldat Rossignol s'est heurté violemment l'hypogastre contre l'extrémité d'une brouette, celle-ci ayant été arrêtée brusquement par un obstacle. Immédiatement il tombe en arrière, et quelques instants après, il est pris de vomissements. Le même soir, 24 avril 1843, le blessé entre au Val-de-Grâce.

Le 25. — Le ventre est tuméfié, tendu, ballonné, très-douloureux à la pression. Une douleur vive se fait sentir surtout au côté gauche de l'hypogastre qui a reçu le choc. Le blessé pousse des cris et des plaintes incessantes. Néanmoins l'abdomen tolère le poids des couvertures. Les téguments abdominaux ne présentent ni plaie, ni ecchymose. Les vomissements continuent, mais ils sont moins fréquents que la veille. Les matières vomies pendant la nuit consistent en un liquide séreux, jaunâtre, trouble, à la surface duquel flottent des matières fécales solides, mais molles et mal liées. Pas de hoquet. Langue pâle, humide, large; soif assez vive.

Absence de selles et d'urines depuis l'accident. Respiration accélérée. Pouls petit, dépressible, très-fréquent et irrégulier. Face pâle, altérée, couverte d'une sueur froide. M. Baudens diagnostique une péritonite suraiguë avec perforation intestinale.

Les accidents vont en croissant et le malade succombe à huit heures du soir.

Autopsie. — Épanchement sanguin d'environ trois centimètres de diamètre, au niveau du point frappé, entre le muscle droit du côté gauche et le péritoine qui offre une injection assez prononcée. Gaz fétide dans l'abdomen, anses de l'intestin grêle réunies par des fausses membranes molles et jaunâtres, ressemblant assez à du pus concret étendu par couches. Aucun épanchement. Après avoir détruit les adhérences intestinales, on trouve une perforation très-étendue de l'iléon, en un point situé dans la fosse iliaque gauche; la muqueuse boursouflée est déjetée en dehors par l'ouverture. Près de la perforation, on découvre un débris d'aliment qui paraît être une parcelle de chou. La cavité abdominale ne renferme pas d'autres substances alimentaires. Autour de la perforation, des adhérences commençaient à se former. Derrière l'intestin, la face externe du grand psoas est ecchymosée.

Obs. XVI. (Personnelle).

Guirello, Jean, âgé de 46 ans, journalier, entre le 29 mars 1877 dans le service de M. Tillaux, à Lariboisière, pour un coup de tampon qui l'a frappé au niveau de l'abdomen, à la partie médiane.

Le lendemain, 30, à la visite du matin, on constate que la paroi abdominale ne présente aucun signe de contusion ; une petite tumeur de la grosseur d'un œuf de poule est constatée un peu au-dessus de l'ombilic, sur la ligne médiane. Le ventre est légèrement ballonné, très-douloureux ; la percussion permet de constater une matité profonde et un peu de sonorité superficiellement. Le malade a uriné ; pas d'hématurie ; il n'y a pas eu de sang expulsé par le rectum ; quelques vomissements alimentaires peu abondants. Il y a un peu de délire lorsqu'on fait sortir le malade de l'état comateux où il se trouve.

Pouls petit, déprimé, très-fréquent (140) ; température, 37°,3. Les membres ne sont pas refroidis.

Traitement.—20 sangsues au creux de l'estomac ; extrait d'opium, 0,gr.10 ; glace sur le ventre et par petits morceaux dans la bouche ; bouillon froid en petite quantité à la fois.

Dans la journée il ne survient rien de particulier ; la douleur est toujours très-intense ; l'application des sangsues n'a amené aucun soulagement ; plus de vomissements d'aucune nature. Mort à dix heures du soir.

Autopsie. — On fait une incision demi-circulaire partant du milieu des dernières fausses côtes et venant passer au-dessus de la symphise des pubis. On relève la paroi abdominale dont les différentes couches ne présentent rien, sauf au-dessus de l'ombilic un petit lipome sous-péritonéal qui constituait la petite tumeur constatée avant la mort.

La cavité péritonéale contient des gaz et une quantité de sang assez considérable, 1 litre 1/2 à peu près ; de plus, on y trouve, au niveau du cæcum, un ascaride lombricoïde, long de 17 centimètres, entortillé sur lui-même. Les anses intestinales sont adhérentes entre elles, mais facilement séparées ; au niveau de l'iléon, à la partie supérieure, on constate une petite perforation de 1/2 centimètre à peu près ; l'intestin est contus, noirâtre tout autour de la perforation. Foie petit, pas de déchirures. Rien dans les autres viscères abdominaux.

Obs. XVII. (Personnelle).

Le 17 février 1877, à onze heures du matin, entre dans le service de M. Gosselin, à la Charité, le nommé X..., pour un coup de pied double de cheval reçu à la région hypogastrique.

Pâleur; refroidissement général ; douleurs intenses ; hoquets fréquents, avec vomissements rares et glaireux, qui deviennent verts et abondants dans la journée ; oppression ; pas d'hématurie.

Pas de signes de fracture du bassin.

Traitement. — Extrait thébaïque 0,gr.10, glace, boules d'eau chaude aux pieds.

Le lendemain, 18 février, les vomissements continuent, ils sont verdâtres ; douleur aussi vive, peu de ballonnement du ventre ; à la percussion on observe une submatité générale superficielle, avec sonorité profonde ; il y a une contraction permanente des muscles de la paroi abdominale.

Anurie sans hématurie ; la percussion ne dénote pas la présence d'urine dans la vessie.

Température plus élevée ; 38°

On administre :
Calomel.　　　　　　　 } āā 0,10
Opium en poudre. }

Bouillon froid, glace ; après le bouillon, le malade a un vomissement de sang abondant et meurt subitement à midi.

Autopsie. — a l'ouverture de l'abdomen, issue d'un liquide brun, épais. L'épiploon présente de légères adhérences, mais est facilement relevé. Dans toute la cavité péritonéale, on trouve des lentilles disséminées et on aperçoit une rupture de l'S iliaque. Dans le petit bassin il y a du pus et un liquide brun, toutes les anses intestinales situées au niveau de l'hypogastre, de la fosse iliaque droite surtout et du flanc droit, sont uniformément rouges et réunies par des adhérences récentes faciles à décoller.

Foie. — Aucune rupture, soit sur la face convexe, soit sur la face concave ; on trouve sur le bord postérieur, immédiatement en avant de la veine cave inférieure, un kyste hydatique gros comme une mandarine.

Rate, estomac, reins, rien.

Poumons. Le poumon gauche est presque normal, un peu d'emphysème au sommet et sur le bord antérieur. Le poumon droit est très-fortement congestionné dans toute son étendue ; adhérences générales ; la trachée est rouge-brique (mais la mort remonte à 72 heures), mais sans caillots ; en suivant les bronches on n'arrive sur aucune collection sanguine, (le malade était dans le décubitus de ce côté).

Cœur sain, aorte très-petite, à sinus antérieur très-marqué.

Œsophage, sans caillots ni ecchymoses.

Vessie presque vide et rétactées contre les pubis, contient environ une cuillérée de liquide trouble et visqueux, pas de sang ; les parois son épaisses et comme infiltrées. Uretères et reins, sains, sans caillots ; intestin grêle, pas de lésions de la face interne.

Estomac. Duodénum. Sans lésions.

Au niveau de l'S iliaque, une rupture de 1 centimètre environ de diamètre, l'orifice en est obstrué par des matières de consistance pâteuse.

Obs. XVIII. (Personnelle). — Double perforation du duodénum. Péritonite. Mort rapide.

Bernard (Emile), âgé de 40 ans, employé à l'usine à gaz de la rue d'Aubervilliers, très-robuste, d'une santé excellente, nous raconte qu'en se rendant à son chantier, à 5 heures du matin, son pied s'embarrassa dans des cordes et il tomba de toute sa hauteur sur un piquet en fer, mousse, de 40 centimètres environ ; le choc porta sur la partie gauche de l'abdomen : le malade ne peut indiquer le siége précis ; il ne put se retirer, ressentit immédiatement une douleur atroce dans l'abdomen suivie de vomissements, et il se fit transporter dans le service de M. le Dr Tillaux à l'hôpital Lariboisière, où on le trouve dans l'état suivant :

Le facies exprime la souffrance ; les traits sont tirés, le nez froid, le malade se plaint de frissons ; sa peau est refroidie. Il présente un peu de stupeur et répond difficilement aux questions qu'on lui pose. Le pouls est petit, filiforme ; la respiration est lente, suspirieuse. Depuis son entrées il a vomi des matières verdâtres et liquides. Il n'a pas été à la selle. Le urines ne sont pas sanglantes ; elles ne contiennent ni sucre ni albumine.

Le ventre est légèrement ballonné, très-douloureux ; le malade ne peut supporter le contact de la main ni le poids des couvertures : il n'y a pas trace d'ecchymose sur la paroi et il est très-difficile par l'inspection de préciser le point où a porté le choc ; la percussion n'est pas praticable à cause de la douleur.

Traitement institué : opium à haute dose ; glace sur le ventre ; immobilité complète.

Le soir : l'état du malade s'est aggravé ; il existe encore du refroidissement ; les vomissements continuent ; l'intelligence est moins nette ; le ventre est plus ballonné ; si on applique la main sur l'abdomen du malade douleurs vives. La mort arrive dans la nuit, à 3 heures du matin, c'est-à-dire vingt-trois heures après l'accident.

Autopsie. L'autopsie pratiquée vingt-quatre heures après nous indique les lésions suivantes :

Infiltration sanguine du côté gauche dans l'épaisseur des muscles grand oblique et transverse; dans la cavité péritonéale une assez grande quantité de sérosité teinte de sang, deux litres environ ; quelques caillots sanguins. Péritonite généralisée. Infiltration sanguine des muscles psoas et iliaque. A la partie moyenne du duodénum, double perforation, l'une à la partie antérieure, l'autre à la partie postérieure ; les bords de la perforation sont renversés et déchiquetés; il s'en écoule un liquide fortement coloré par la bile.

Pas de perforation ni déchirure dans les autres viscères.

De l'examen de ces faits il ressort que ces ruptures agissent presque toujours sur le péritoine, en donnant lieu à un épanchement soit de matières alimentaires ou fécales, soit de gaz, soit de sang. Les épanchements de matières fécales sont surtout les plus fréquents; toujours la mort en est la conséquence.

Exceptionnellement la perforation peut être oblitérée par une partie d'épiploon, ainsi que cela a été vu par Jobert. Exceptionnellement encore les matières fécales épanchées en petite quantité peuvent se résorber ainsi que l'a soutenu Bégin, s'appuyant sur des expériences de Dupuytren.

Consécutivement à l'épanchement on peut observer la formation d'abcès stercoraux graves.

Ainsi donc, deux conséquences graves de la perforation intestinale : l'épanchement de sang ou de matières fécales dans le péritoine, la péritonite ensuite. Ce sont les signes de ces deux complications que nous allons retrouver dans notre symptomatologie.

CHAPITRE III

SYMPTOMES, MARCHE ET TERMINAISON.

Les signes de la contusion de l'intestin sont très-obscurs; ils se confondent avec ceux d'une péritonite. En présence

d'une péritonite survenue à la suite d'une contusion abdominale, il nous sera le plus souvent impossible de dire si la
péritonite existe seule ou accompagnée de contusion intestinale. Si la guérison survient, s'il n'existe pas des signes
d'épanchement, le diagnostic qu'il faut porter est : contusion de l'abdomen avec péritonite.

Si les accidents de péritonite ne surviennent que quelques
jours après l'accident, et si le début en est alors brusque,
il est probable qu'une perforation intestinale a succédé à la
chute d'une eschare. Quand la déchirure se produit au moment de l'accident, voici les principaux signes que nous
trouvons relatés dans nos observations.

Le malade se présente avec tous les phénomènes peu
connus encore aujourd'hui, incomplètement étudiés, *du
shock traumatique.* Tous les auteurs (1) qui se sont occupés
de cette intéressante question ont insisté sur la fréquence
du shock dans les lésions abdominales. Dans presque toutes
nos observations de contusions abdominales, surtout
lorsque la perforation intestinale existait, les caractères du
choc ont été indiqués, ce qui montre qu'une perturbation
violente est survenue, atteignant principalement le système
nerveux. C'est ainsi que les malades ont présenté de la stupeur, « un état syncopal, » une algidité périphérique, ce
qui a été constaté dans notre observation inédite (XVII).

La peau est couverte d'une sueur froide ; les lèvres présentent une coloration bleuâtre. Les traits de la face sont alté-
rés, le pouls est petit, filiforme, les évacuations rares. — Les
yeux sont fixes et sans intelligence, les pupilles dilatées, la
respiration irrégulière. Bien que le shock traumatique puisse
s'observer à la suite de simple contusion abdominale sans

(1) Jordon. Brit. med. Journ., 1867.
Blum. Arch. de méd., 1876.
Redard. Arch. de méd., 1872.

lésion des viscères, il est bien plus fréquent et plus intense lorsque ces viscères sont contus ou déchirés; aussi, est-ce là, pensons-nous, un élément de diagnostic que nous ne devons pas négliger.

Aux signes du shock nous devons en joindre d'autres qui ne sont pas moins importants. Ce sont les *signes de péritonite survenant brusquement*. Le malade est pris d'une douleur abdominale atroce. Le ventre est souvent ballonné, ce qui tient à l'épanchement de gaz. Le facies exprime la souffrance; les traits sont tirés, les vomissements sont fréquents et il n'est pas rare de trouver du sang dans les vomissements ou les selles.

Ces signes habituels de la péritonite survenant brusquement sont les meilleurs de la déchirure intestinale.

Dans ces cas la mort ne tarde pas à survenir très rapidement, au bout de trois à quatre jours, quelquefois moins. Si la mort ne survient pas rapidement, la péritonite évolue en se généralisant de proche en proche, suivant quelquefois une marche suraiguë, se terminant presque toujours par la mort, exceptionnellement par la guérison.

Si la péritonite se circonscrit, il peut y avoir formation d'adhérences et guérison. Pendant toute l'évolution de la maladie, le blessé présente des phénomènes abdominaux locaux et généraux qui peuvent s'aggraver. Dans certains cas de péritonite chronique on a signalé la formation de poches liquides rebelles au traitement.

Si l'intestin a été perforé en un point où la séreuse abdominale n'existe pas, si cette perforation a été peu étendue, il peut se former un abcès stercoral purulent ou gangréneux avec ses conséquences que nous croyons inutiles de rappeler ici.

Bien moins graves sont les épanchements de sang que les épanchements de matières stercorales, et c'est surtout dans ces cas que l'on a observé la forme suraiguë et chronique de la péritonite avec formation de kystes séreux.

Citons enfin, comme complication éloignée de la contusion et de la déchirure intestinale, la possibilité de l'étranglement par des brides ou des adhérences, le rétrécissement ou la dégénérescence cancéreuse de l'intestin ainsi que cela a été signalé par Boyer (1).

CHAPITRE IV.

PRONOSTIC.

Le pronostic de la contusion abdominale est, on le voit en général très-grave, et le praticien, en présence de blessés soumis à un traumatisme de la paroi abdominale, doit se tenir sur la réserve.

Le danger en effet est souvent immédiat, car le malade peut succomber aux conséquences du choc et de la péritonite dans un bref délai.

Si ces premiers accidents sont conjurés, il peut se développer une péritonite secondaire consécutive à la chûte d'une eschare, presque toujours tout aussi grave que la péritonite primitive.

La péritonite suraiguë ou chronique n'est pas exempte de dangers ; il peut se produire des étranglements consécutifs, du rétrécissement intestinal, dé telle sorte que l'on peut dire que le malade qui a subi une contusion de l'intestin est exposé pendant un temps assez long, deux à trois mois environ, à une série d'accidents qui peuvent devenir rapidement mortels. Nos observations I, II, en sont la preuve.

(1) Boyer. Maladies chirurgicales, t. VII, p. 498.

CHAPITRE V.

DIAGNOSTIC DIFFÉRENTIEL.

Il est souvent difficile de reconnaître au moment de l'accident le siége des lésions produites par le traumatisme et plus encore leur gravité actuelle ou prochaine.

En présence d'un malade qui vient de recevoir un choc sur l'abdomen, il est nécessaire de se poser la question suivante : La paroi seule a-t-elle été atteinte ; y a-t-il lésion du péritoine, de l'intestin ou des viscères ?

Disons d'abord que la texture histologique du péritoine, son défaut d'élasticité, l'adhérence intime que sa portion viscérale contracte avec l'intestin, ne permettent guère de comprendre qu'une violence extérieure puisse agir sur celui-ci sans léser préalablement sa tunique séreuse.

Nous croyons donc que la péritonite est une lésion fatalement connexe de la contusion ou de la rupture intestinale ; peut-être aussi, mais cela bien rarement, se produit-elle à la suite de la lésion des parois abdominales sans que l'intestin soit intéressé.

La détermination du siége, de la profondeur des lésions est d'une grande difficulté ; essayons néanmoins de préciser les signes qui permettront d'arriver à un diagnostic d'une exactitude plus ou moins absolue.

Nous examinerons successivement :

A. Les contusions limitées aux parois abdominales ; B. les lésions limitées au péritoine ; C. enfin les lésions qui ont leur siège dans les diverses parties de l'intestin.

A. *Contusions limitées aux parois abdominales.* — Les parois abdominales étant composées de plusieurs plans, il serait intéressant pour la théorie d'étudier quelle part occupe chacun d'eux dans les contusions qui atteignent cette région ; mais pratiquement, au point de vue du diagnostic et de la marche de la maladie, cette distinction est aussi vaine qu'impossible ; il convient donc de considérer la paroi abdominale comme un tout homogène.

La douleur peut, à la rigueur, être excessive sans qu'il y ait contusion des viscères, mais c'est là une exception fort rare ; une douleur gravative, relativement modérée est la règle dans les contusions limitées aux parois de l'abdomen.

Ce symptôme aura une certaine valeur s'il coexiste avec des ecchymoses cutanées et des traces imprimées sur la peau par l'objet contondant. Il faudra aussi tenir compte de l'attitude du blessé au moment de l'accident. L'importance de ces constatations est extrême et se comprend facilement.

La présence des ecchymoses constitue déjà une présomption que les parois abdominales étaient contractées et ont seules subi l'effet du choc qui les a frappées ; cette présomption peut se changer en certitude si on peut connaître et apprécier la puissance de ce choc, chose facile dans certains cas.

La constatation de l'attitude du sujet peut fournir un supplément d'indices souvent décisif. Il est en effet certaines attitudes dans lesquelles les viscères ne peuvent être atteints que dans une étendue très-limitée ou dans un sens très-oblique ; il en est ainsi, par exemple, quand un individu est accroupi ; dans ce cas, une violence même considérable limite presque toujours ses effets aux parois de l'abdomen. Tels sont les signes qui permettront de porter un diagnostic plus ou moins certain au moment même de l'accident ; plus tard la marche de l'affection permet suffisamment de reconnaître si les lésions sont ou non limitées à la paroi abdominale.

B. *Lésions limitées au péritoine.* — Le diagnostic de la péritonite simple est, d'après nous, impossible; les faits de péritonite existant seule, sans lésion de l'intestin, sont généralement contestés, et les quelques observations qui prétendent établir le diagnostic de cette lésion isolée sont d'ailleurs peu probantes. Il est donc inutile de chercher à faire un diagnostic impossible dans la pratique et qui ne pourrait être théoriquement établi que sur des bases hypothétiques dénuées de toute autorité clinique.

C. Dans le cas de rupture de l'intestin, les signes que l'on observe sont en général assez distincts et assez intenses pour permettre un diagnostic sérieux. L'analyse des observations que nous avons rapportées montre que ces signes sont presque toujours constants et se présentent avec une physionomie caractéristique. Ils revêtent le caractère des symptômes amenés :

1° Par le shock traumatique;

2° Par l'épanchement de matières fécales ou sanguines dans la cavité du péritoine ;

3° Par les symptômes d'une péritonite s'établissant avec rapidité.

Nous ne pouvons énumérer tous ces symptômes qui ont été exposés en détail dans nos observations et notre symptomatologie. Nous signalerons comme particulièrement caractéristiques l'algidité et l'état syncopal qui sont l'indice constant du shock traumatique si fréquent dans les lésions intestinales, beaucoup moins fréquent dans les contusions simples de la paroi abdominale.

Il faut rappeler aussi la douleur abdominale excessive, les vomissements, le ballonnement du ventre avec constipation, *les évacuations sanguines* par l'anus.

Si les signes de shock, de péritonite ne surviennent que quelques jours après l'accident, il est propable que l'intestin s'est perforé consécutivement à la chute d'une eschare.

On devra rechercher avec grand soin les signes de la déchirure ou de la contusion des autres viscères, les troubles hépatiques dans la contusion du foie (1); le point précis où a porté le corps contondant, ce qui est très-important dans ce cas particulier; examiner les urines, rechercher les signes de la contusion du rein (2), ceux de la perforation de la vessie (3), qui est assez fréquente.

Très-souvent ces différentes déchirures viscérales coexistent avec des lésions intestinales.

Il est à remarquer que la péritonite survient plus brusquement et est beaucoup plus grave lorsqu'elle succède à la rupture d'organes creux, tels que l'intestin, l'estomac, les voies biliaires et urinaires. |

Dans le cas de déchirure des viscères, tels que le foie et la rate, la péritonite est rarement immédiate, elle est consécutive à un épanchement sanguin et passe souvent à l'état subaigu.

Disons, en terminant ce chapitre de diagnostic différentiel des lésions abdominales à la suite de contusion, que l'on a pu observer assez souvent des épanchements sanguins se faire dans la cavité abdominaleà la suite d'un choc, sans que les viscères, les intestins eussent été atteints.

L'épanchement sanguin peut être considérable; c'est ainsi que l'on a cité des ruptures de l'aorte ou de la veine cave; c'est dans ces cas que l'on a noté des morts très-rapides, subites, disent certains auteurs; c'est sur la soudaineté, sur la gravité immédiate de ces accidents que se basera le diagnostic. En présence d'un blessé ayant reçu un choc très-violent dans la région abdominale, succombant avec les signes

(1) Voir Rousteau. De la contusion du foie. Paris, 1875.

(2) Voir Bloch. De la contusion du rein. Thèse de Paris, 1873.

(3) Voir Houel. Des plaies et ruptures de la vessie. Thèse d'agrégation, 1875.

Monnier.   3

d'une hémorrhagie (pâleur, refroidissement, etc.), il est permis de dire que ce qui domine et ce qui fait la gravité du cas, c'est l'épanchement.

Si l'épanchement sanguin est très-peu considérable, s'il n'existe pas en même temps de lésions viscérales ou intestinales, les accidents péritonéaux immédiats sont rares; des phénomènes locaux et généraux apparaissent tardivement, se localisant en certaines régions de l'abdomen; et on ne constate pas enfin ce signe très-important, du sang dans les garde-robes du blessé.

Dans les cas rares où la perforation se termine par un phlegmon stercoral, par une péritonite chronique enkystée, le plus souvent on rencontre les signes habituels de ces affections dont nous ne dirons rien ici. Nous renvoyons le lecteur au mémoire de Grisolle et à l'excellente thèse qu'a soutenue, en 1876, le Dr M. Peyronnet sur ce sujet.

CHAPITRE VI.

TRAITEMENT.

Nous ne dirons que quelques mots du traitement des lésions de l'intestin consécutives à la contusion de l'abdomen, suffisamment traité par les auteurs.

Instituer le traitement médical de la péritonite; *opium à haute dose*, glace sur le ventre, immobilité complète; tels sont les préceptes devenus classiques.

Bien que certains auteurs aient recommandé la ponction dans les épanchements survenus rapidement, c'est une pratique que n'oserions pas recommander. Il n'en est pas de même si du pus s'est formé autour de matières stercorales, si du liquide s'est produit dans un foyer de péritonite circonscrit. Cette pratique a donné d'excellents résultats.

Dans un cas dont nous avons rapporté l'observation, Baudens ayant porté le diagnostic de péritonite suraiguë avec perforation intestinale, se demande, s'il n'y aurait pas avantage d'aller à la recherche de l'intestin lésé en incisant les parois abdominales dans le point correspondant à celui où l'on présume qu'existe la perforation, pour l'attirer au dehors, dans le but, soit d'en opérer la suture, soit de former un anus anormal.

Nous pensons que ce conseil hardi, que Baudens du restei n'a pas mis à exécution sur son malade, ne sera guère suivi par les chirurgiens, en raison de la difficulté énorme de savoir le point précis où siège la perforation, et de connaître exactement les désordres si souvent multiples qui se produisent dans la cavité abdominale à la suite de contusions.

Paris. A. Parent, imprimeur de la Faculté de Médecine, rue M^r-le-Prince, 31

9 782019 298401